# Régime Cétogène pour débutants

Guide de régime débutants et des recettes de cuisine délicieuses pour perdre du poids rapidement (Livre en Français / Ketogenic Diet French Book)

Par Louise Jiannes

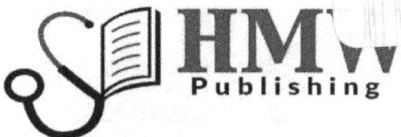

Pour d'autres meilleures livres visitez :

HMWPublishing.com

# Télécharger un autre livre gratuitement

Je tiens à vous remercier d'avoir acheté ce livre et je vous offre un autre (tout aussi long et précieux que celui-ci), « erreurs de santé et de remise en forme que Vous ne savez pas que vous commettez », totalement gratuit.

Visitez le lien ci-dessous pour vous inscrire et le recevoir :
**www.hmwpublishing.com/gift**

Dans ce livre, je briserai les erreurs de santé et de remise en forme les plus courantes, vous êtes probablement en train de commettre en ce moment, et je vais vous révéler comment vous pouvez facilement obtenir dans la meilleure forme de votre vie!

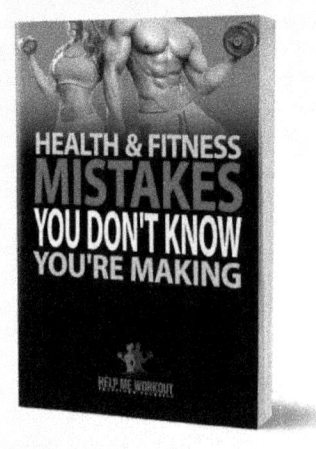

En plus de ce précieux cadeau, vous aurez aussi l'occasion d'obtenir nos nouveaux livres gratuitement, recevoir des cadeaux, et d'autres e-mails aussi précieux de ma part. Encore une fois, visitez le lien pour vous inscrire : **www.hmwpublishing.com/gift**

# Table des matières

**Introduction**                                      7

**Chapitre 1 - Qu'est-ce que le régime cétogène ?** . 10
    De quoi s'agit le régime cétogène ? ............................10
    Pourquoi le régime cétogène est si efficace ? .............13

**Chapitre 2 - Les avantages du régime cétogène** . 17

**Chapitre 3 - Inconvénients du régime cétogène.** 25
    Ce n'est pas une perte de poids réelle ........................ 25
    Questions pour maintenir un régime faible teneur en glucides pour une période de temps plus longue.........27
    Réduction de la masse osseuse et la densité .............. 28
    La constipation .......................................................... 30
    Hypoglycémie (Taux de sucre réduit) ........................ 31

**Chapitre 4 - Plan du régime cétogène**................32
    Mise en place du régime ............................................. 34
    Charge en Carb du week-end ..................................... 35
    Comment débuter avec le régime cétogène ?.............. 39

## Chapitre 5 - Aliments à appliquer dans un régime cétose .................................................................. 42

Graisses et huiles ............................................................. 43

Protéine ............................................................................ 45

Des légumes .................................................................... 46

Noix et graines ................................................................ 47

Les boissons .................................................................... 48

Édulcorants ..................................................................... 49

## Chapitre 6 - Erreurs et astuces pour un régime cétogène ............................................................ 51

Augmenter l'apport en protéines .................................. 51

Ne pas manger assez gras .............................................. 52

Ne pas manger assez de sodium dans ce régime alimentaire ........................................................................ 52

Exercices à appliquer pendant votre alimentation ..... 53

## Chapitre 7 - Recettes cétogène ......................... 54

Casse-croûte .................................................................... 54

Boissons ........................................................................... 54

Boisson de beurre d'arachide et de cacao protéinés 56

Déjeuner ........................................................................... 57

Petit déjeuner Repas # 1 - Gaufres cannelle protéinée .................................................................................... 57

Petit déjeuner Repas # 2 - Crêpes cétogène de faible teneur en glucides : .................................................. 60

Petit déjeuner Repas # 3 - Muffins Lin au Micro-ondes : ................................................................ 62

Plat principal .............................................................. 63

# 1 - Pizza à faible teneur en glucides : .................... 63

# 2 - Omelette de poulet à la Californie : ................. 67

# 3 – Salade d'avocats aux œufs : ............................ 69

**Mot de fin** ....................................................... 72

**A propos du co-auteur** ........................................ 74

# Introduction

Je tiens à vous remercier et à vous féliciter d'avoir choisi le livre « *Régime cétogène pour débutants* ».

Ce livre contient des étapes et des stratégies confirmées sur la façon de perdre du poids en faisant un régime cétogène et vous fournira tout ce dont vous avez besoin pour commencer en toute sécurité dans la bonne direction, y compris quelques recettes délicieuses à essayer soi-même !

Vous apprendrez aussi ce qu'est exactement ce régime et comment il fonctionne, les avantages du régime cétogène, ainsi que certains inconvénients (car il y en a). Vous apprendrez à bien démarrer avec ce plan de régime ainsi que les aliments à appliquer dans un régime cétose. Enfin, vous découvrirez quelques-unes des erreurs les plus courantes et recevrez également quelques conseils utiles pour vous assurer que vous ne tombez pas dans l'un de ces pièges. Merci encore d'avoir acheté ce livre !

Aussi, avant de commencer, je vous recommande **<u>de vous joindre à notre bulletin électronique</u>** pour recevoir des mises à jour sur les nouvelles versions de livres ou des promotions à venir. Vous pouvez vous inscrire gratuitement, et en prime, vous recevrez un cadeau gratuit. Notre livre « Erreurs de Santé et de remise en forme que vous ne savez pas que vous faites » ! Ce livre a été écrit pour démystifier, exposer les hauts et les bas à fin de vous équiper avec les informations dont vous avez besoin pour obtenir la meilleure forme de votre vie. En raison de la quantité énorme de mésinformation et mensonges proférés par les magazines et les « gourous » autoproclamés, il devient de plus en plus difficile d'obtenir des informations fiables pour garder la forme. Plutôt que d'avoir à passer par des dizaines de sources biaisées, peu fiables et non fiables pour obtenir vos informations de santé et de remise en forme.

Encore une fois, joignez-vous à notre bulletin électronique gratuit et recevez une copie gratuite de ce livre précieux, s'il vous plaît visitez dès maintenant le lien et inscrivez-vous: **www.hmwpublishing.com/gift**

# Chapitre 1 - Qu'est-ce que le régime cétogène ?

Le régime cétogène aussi appelé régime Keto, est un régime faible en glucides et de faible teneur en glucides. Ce régime riche en graisses est un régime faible en glucides qui produit des cétones dans le corps. Les cétones sont des composés organiques que tout corps humain possède. Avec l'aide de cétones dans le foie, un corps humain peut produire de l'énergie.

## De quoi s'agit le régime cétogène ?

D'abord une brève leçon d'histoire, le régime cétogène a été lancé en 1924 par le Dr Robert C. Atkins. Un traitement de régime cétogène a été livré juste à temps au XXe siècle pour traiter de manière efficace les jeunes souffrant l'épilepsie réfractaire de médicaments. Un examen immédiat a démontré que la graisse immergé reste indésirable malgré le faite qu'une routine alimentaire cétogène haute teneur en matières grasses soit nécessaire, comme c'est le cas dans différents médicaments d'épilepsie non contrôlée. Une étude a été réalisée en milieu hospitalier délibérément contrôlé de deux semaines qui a démontré qu'une routine de manger du cétogène a été utile pour le contrôle des fixations de poids et de la glycémie chez les patients diabétiques.

En dépit d'être exceptionnellement viable dans le traitement de l'épilepsie, il a abandonné en raison de la forte augmentation des nouveaux saisie hostiles aux médicaments en 1940. La routine de manger dans ce régime riche en matières grasses, fournit suffisamment de protéines requit par un corps humain et une faible teneur en amidon (hydrates de carbone). Ce mélange change la manière dont la vitalité est utilisée comme partie du corps. La graisse se change dans le foie en acides gras insaturés et les corps cétoniques. Un autre impact de ce régime est qu'il baisse le taux de glucose et augmente la résistance à l'insuline.

Le glucose est l'atome le plus simple pour votre corps à changer et utiliser comme vitalité afin de choisir sur une autre source de vitalité. L'insuline est livrée pour gérer le glucose dans le sang, en le prenant à partir du corps. Ensuite le glucose est utilisé comme une vitalité essentielle, vos graisses ne sont pas nécessaires et sont ainsi mis de côté. Ordinairement, de façon typique, le sucre supérieur mange moins de glucides; le corps utilisera le glucose comme le type de vitalité fondamentale à être pris au cours du processus.

## Pourquoi le régime cétogène est si efficace ?

Le régime cétogène est l'un des plans de régime les plus efficaces qui est recommandé par plusieurs médecins dans le monde d'aujourd'hui. Ce régime aide les gens à perdre du poids et avoir le contrôle. Le régime fonctionne si bien parce qu'il vous permet de maintenir un régime faible en glucides. De plus, le montant de l'excrétion du poids dépend de l'IMC d'un corps, du niveau d'activités et du type de nourriture que les gens mangent, mais l'estimation de la perte de poids en suivant ce régime alimentaire est un mois au maximum. Cela signifie qu'un corps humain commence à perdre du poids d'environ 20 kilogrammes à la fin d'une durée d'un mois. L'approche la plus rapide pour entrer dans la cétose est de la pratiquer sur un estomac vide, limiter votre admission de sucre à 20g ou moins tous les jours, et être vigilant avec votre consommation d'eau.

Dans un premier temps, avant la révolution industrielle quand les humains ont été impliqués dans la chasse et la cueillette de nourriture les questions sur le poids et la santé étaient très faibles. Les gens mangeaient la nourriture qui leur était disponible à partir de la chasse, la pêche et la cueillette venant de la nature. Ces aliments ne comportaient pas d'amidon tel que les aliments comme les pâtes, le riz et le pain qui n'etaient pas introduits avant la révolution industrielle. Par conséquent, les hydrates de carbone dans le corps humain étaient également faibles.

Cela a commencé avec la révolution industrielle quand beaucoup de développements ont eu lieu dans le monde entier. Diverses usines ont commencé à apparaître, et ils ont augmenté leurs activités dans la production d'une quantité importante de sucre et de farine blanche. Tout cela a donné lieu à une augmentation de glucides dans le corps humain. Ceci est la raison pour laquelle les personnes du monde d'aujourd'hui sont plus assujettis à l'obésité et d'autres problèmes liés à la santé. Des pays comme les États-Unis qui sont considérés comme l'une des nations les plus développées du monde a été plus touché par cette maladie de l'obésité.

Pour éliminer cette maladie du gain de poids et l'obésité divers programmes et plans de régime ont été mis en place. Toutes ces méthodes ont influencé et aidé les gens positivement, et un régime cétogène est l'un de ces plans concernant la perte de poids recommandés par divers nutritionnistes. Le régime cétogène est essentiel pour les personnes qui essaient de perdre du poids, en particulier ceux qui font face à des gains de poids importants et qui sont incapables de perdre du poids dans un court laps de temps. Obtenir des résultats de poids dans divers problèmes de santé et peuvent mettre en danger la vie de nombreux humains. Par conséquent, avoir un régime de glucides à faible teneur qui serait axé sur la réduction des niveaux de glucose et l'amélioration de la résistance à l'insuline est vital pour la plupart des gens.

# Chapitre 2 - Les avantages du régime cétogène

Le régime cétogène est l'un des programme de régime les plus efficaces qui contiennent une faible teneur en glucides et il est bénéfique de plusieurs manières pour le corps humain. Depuis 2000, il y a eu diverses recherches menées pour identifier les effets des régimes faibles en glucides. Et dans toutes les études, les effets du régime alimentaire à faible teneur en glucides était plus positif que tout autre chose avec laquelle il est comparé. Un régime faible en glucides ne permet pas seulement aux humains de perdre leur poids, mais il a également fait ses preuves dans la réduction et l'élimination de divers facteurs de risque qui peuvent être graves et nocifs pour le corps humain.

Étant donné que l'alimentation cétogène est un régime faible en glucides, il ne suffit pas pour une personne de manger quelque chose avec de la nourriture abstenant liée au sucre. Par conséquent, ce régime commence à tuer l'appétit d'un individu. Beaucoup de gens sont conscients de leur poids ; ils essaient de réduire le kilogramme et maintenir un poids équilibré, mais pour atteindre leur objectif, ils arrêtaient souvent de manger. Manger moins ou rien manger est quelque chose qui est impossible à quiconque car elle conduit à la famine et au finale les gens finissent par renoncer à leur régime alimentaire. Par conséquent, un avantage du régime cétogène est qu'un régime faible en glucides permet une réduction éventuelle de l'appétit qui permet aux gens de virer eux-mêmes vers des aliments à la base avec une faible teneur en calories et de protéines plutôt que d'avoir des aliments qui se traduit par un gain de poids.

Un autre avantage du régime cétogène est que les résultats d'une alimentation à faible teneur en glucides est une réduction instantanée du poids. Les gens qui ont réduit le niveau de glucides dans leur alimentation se sont trouvés avec une diminution considérable de leur poids. Par conséquent, cette nourriture peut être considérée comme un peu plus efficace pour les personnes qui veulent perdre du poids rapidement. L'une des raisons de la faible teneur en glucides des régimes c'est qu'ils ont tendance à disposer du corps de l'eau en surabondance. Comme ils font baisser les niveaux d'insuline, les reins commencent l'excrétion de sodium en abondance, qui entraine la promotion de la réduction de poids rapide dans la première ou deuxième semaine.

Le régime cétogène conduit également à augmenter le HDL qui est lipoprotéines de haute densité. HDL est le bon cholestérol. Il détourne le cholestérol du corps et vers le foie, où il peut être réutilisé ou déchargé. Il est compréhensible que plus votre niveau de HDL est élevé, plus votre risque aux maladies cardiaques sera élevé. L'une des approches idéales pour la construction des niveaux de HDL est de manger des graisses et des régime pauvre en glucides intègre une énorme quantité de graisse, ce qui se traduirait par une augmentation de lipoprotéines de haute densité et sauverait les gens de diverses maladies cardiaques.

Lorsqu'une personne mange des glucides, ces glucides sont séparés en sucres de base (généralement le glucose) dans le tube digestif. A partir de ce moment-là, ils entrent dans le système de circulation et augmentent le niveau de glucose. Puisque les glycémies élevées sont mortelles, le corps réagit avec une hormone appelée insuline, qui conseille les téléphones à conduire le glucose dans les téléphones et de commencer à le couvrir ou à le ranger. Pour les personnes solides, la réaction rapide à l'insuline tend à minimiser le glucose « pic » avec un objectif final particulier d'empêcher de les blesser.

C'est pour cette raison que beaucoup de particuliers font face à diverses questions telles que la résistance à l'insuline. Une résistance à l'insuline implique que les cellules ne voient pas l'insuline et tout au long du processus, il est plus difficile pour le corps de conduire le glucose vers les téléphones. Cela peut donc déclencher une maladie appelée diabète de type 2 lorsque vous n'émettez pas assez d'insuline pour faire baisser le glucose après souper. Cette maladie est exceptionnellement normale aujourd'hui, chez environ 300 millions de personnes à travers le monde. Par conséquent, la solution que divers médecins dans le monde d'aujourd'hui recommandent est un changement vers un régime faible en glucides car elle conduit à une réduction du taux d'insuline et entraînerait ainsi une diminution du sucre dans le sang. Il y a eu diverses études menées, et l'une de ces études a déclaré que les personnes souffrent du diabète de type 2 95.

La pression artérielle est l'un des phénomènes courants rencontrés par la majorité des populations à travers le monde. Les gens souffrent d'hypertension artérielle et de la pression artérielle basse. La pression artérielle elle-même entraine diverses maladies telles que les maladies cardiaques, l'insuffisance rénale ou accident vasculaire cérébral et peut entraîner la perte de la vie. Par conséquent un régime faible en glucides est considéré comme l'un des outils efficaces pour une réduction de la pression artérielle. Et quand les gens connaîtraient une baisse de la pression artérielle alors les chances de maladies cardiaques, d'AVC ou une insuffisance rénale baisseront également.

Les régimes faibles en glucides alimentaires sont le meilleur traitement connu contre tout trouble métabolique. Un trouble métabolique est le nom d'un rassemblement de composants dangereux qui augmente votre risque de maladies cardiaques et d'autres problèmes de bien-être, par exemple, le diabète et les AVC. Il existe différents symptômes identifiés pour cette maladie tel que les triglycérides élevés, faibles taux de HDL, et augmentation du taux de sucre dans le sang, une augmentation de la pression artérielle et une augmentation du poids ou de la graisse près de l'estomac. Par conséquent, avec l'introduction d'un régime à faible teneur en glucides, ces cinq symptômes peuvent être réduits chez un individu tout en commençant avec une diminution de leur niveau de pression artérielle, dans leur poids et leur HDL tend à augmenter et la personne peut vivre une vie saine.

Le régime cétogène est plus efficace par rapport à une réduction de manger quelque chose ou d'aller pour des programmes de régime strict, comme pendant que les gens commencent à mourir de faim et de phase finissent par abandonner le régime alimentaire, et puis cela conduit à des problèmes de santé supplémentaires. Par conséquent, le régime cétogène encourage une personne à manger, mais il doit contenir moins de glucides, ce qui améliore finalement le système de digestion d'un individu.

# Chapitre 3 - Inconvénients du régime cétogène

Bien qu'il existe d'énormes avantages de l'introduction du régime cétogène dans une routine quotidienne comme mentionné dans la section précédente, comme HDL élevé, la perte de poids rapide, la diminution des maladies cardiaques et accidents vasculaires cérébraux, etc., il y a aussi des impacts négatifs qui peuvent affecter un individu dans le sens inverse aussi. Certains des effets négatifs du régime cétogène sont détaillés ci-dessous.

## Ce n'est pas une perte de poids réelle

En passant par le processus d'un régime cétogène, on perd du poids assez souvent, mais la plupart du poids qu'une personne perd est l'eau que le corps humain possède. Et une fois que votre corps entre en cétose, vous commencez aussi à perdre du muscle, ce qui se révèle être à un certain degré significatif épuisant, et, à la fin, passer en mode famine. À ce moment-là, il se révèle être beaucoup plus difficile à mettre en forme et à perdre du poids.

L'Association britannique du diabète à rappeler également l'attention à ce que le cétose peut-être dangereux, « comme des quantités élevées de cétones peuvent rendre le sang acide, un état connu sous le nom acidocétose, qui peut entrainer certaines maladies dans un court laps de temps. » Perdre du poids est bon pour la santé, mais en se fondant uniquement sur un régime cétogène cela peut entraîner des graves problèmes de santé tel que plus de problèmes cardiaques qui est le résultat de ce régime. Par conséquent le régime cétogène ne doit être effectuée sous la supervision et la recommandation d'un médecin.

# Questions pour maintenir un régime faible teneur en glucides pour une période de temps plus longue

Un autre inconvénient de la pratique du régime cétogène est que certaines personnes éprouvent des difficultés à le réaliser ou à le soutenir , en particulier ceux qui assistent régulièrement à des fonctions sociales, qui vont à l'école, ou qui vont souvent au restaurant. Par exemple, un étudiant qui suit le régime cétogène et son homologue mange des aliments riches en glucides à l'école, alors il serait également tentant de consommer ce genre de nourriture. Par conséquent, il ne serait pas en mesure de maintenir son régime alimentaire et finira par renoncer à son régime alimentaire. Étant donné que les glucides fournissent un individu avec la plupart de l'énergie réduisant ainsi le sucre peut entraîner une réduction du niveau d'énergie d'un individu. Et la personne aura tendance à se sentir paresseux, et pourrait avoir des sautes d'humeur et de troubles fréquents.

## Réduction de la masse osseuse et la densité

Un autre impact négatif de la conduite alimentaire cétogène est la diminution de la masse des os et sa densité à long terme. Il y a eu diverses études menées, dont une expérience sur des souris. Au cours de ces expériences les souris définies sur un régime cétogène éphémère ont découvert une diminution de l'épaisseur de l'os de masse et affecté les propriétés mécaniques des os négativement. Cependant, il doit tenir compte de la distinction au milieu de la cétose et la durée de vie des deux espèces uniques avant que des conclusions précises peuvent être faites. Il y a également eu des rapports d'épaisseur osseuse diminuée chez les jeunes qui effectuaient un régime cétogène pendant un certain temps.

Quoi qu'il en soit, une étude sur les adultes avec un problème génétique appelé trouble du manque GLUT-1, qui ont été maintenus sur un régime cétogène depuis plus de cinq ans n'a pas démontré de conséquences négatives importantes sur la substance minérale osseuse et la densité. De plus, il faut noter que les différents éléments identifiés avec le poids- comme la graisse de l'estomac élargi et le diabète - de même avoir des os généralement meilleurs et des événements prolongés de pause. De cette façon, des conclusions définitives sur l'impact d'un régime cétogène sur l'épaisseur de l'os de ces personnes ne peuvent pas être faites.

Les maux de tête sont aussi l'un des symptômes les plus courants rencontrés au cours du processus du régime cétogène. Alors que votre corps s'ajuste à la cétose, les migraines peuvent se montrer pour différentes raisons. Vous pourriez vous sentir aussi quelque peu déconcertés et pourrait rencontrer une certaine grippe-comme des manifestations pendant quelques jours.

## La constipation

Un autre symptôme très courant de la pratique du régime faible en glucides est la constipation. Il est généralement une conséquence du manque d'hydratation, le manque de sel, le fait de manger une quantité excessive de produits laitiers ou d'un excès de noix, ou peut-être des déséquilibres de magnésium. Tout cela provoque des problèmes avec dans votre système de digestion.

## Hypoglycémie (Taux de sucre réduit)

Le Faible taux de sucre sanguin est un autre inconvénient pour une personne qui a mangé un régime de glucides plus élevé ; leur corps est habitué à émettre une mesure précise d'insuline pour traiter le sucre qui s'obtient du fait de l'admission d'amidon. Par conséquent, lorsque les personnes qui effectuent des changements alimentaires de glucides à régime faible en glucides, cette baisse soudaine de l'excès en glucides dans un régime cétogène, pourrait donner lieu à des scènes de glucose courtes et bas qui se sentent effrayant pour une personne.

## Chapitre 4 - Plan du régime cétogène

Initier le régime alimentaire cétogène exige des conditions spécifiques qu'une personne qui envisag de commencer ce régime doit en tenir compte. L'un d'eux est qu'avant de commencer ce régime faible en glucides, il faut consulter un médecin pour obtenir la ligne directrice appropriée. Un régime faible en glucides a de nombreux effets positifs, mais il a aussi un impact négatif sur la santé d'un individu. Ces effets se manifestent en particulier chez ceux qui ont des problèmes tels que des problèmes cardiaques, des problèmes rénaux, etc. Donc une consultation appropriée chez un médecin est tenue d'avoir lieu pour qu'un ensemble de lignes directrices soient mise en place et que la personne sache quoi faire et ceux dont ils ont besoin pour commencer leur régime alimentaire.

La durée du régime alimentaire cétogène varie de personne en personne et en fonction de la nécessité aussi. Le terme de ce plan de régime pourrait être trois jours, une semaine, deux semaines, un mois ou jusqu'à six mois même. Une personne a besoin de suivre les instructions tel que données par le consultant, et ils doivent maintenir une routine appropriée pour surveiller leur alimentation. Cela signifie que qu'en allant d'un individu à un autre le régime cétogène a besoin de consommer seulement de la nourriture, qui ne contient qu'une faible teneur en glucides et doit s'abstenir des calories élevées, des aliments riches en glucides. Les personnes qui consomment déjà une quantité importante de sucre ont tendance à commencer ce processus à un rythme lent de tel sorte que leur corps se sert de la faible teneur en sucre et plus tard avec le temps, ils peuvent augmenter leur consommation d'aliments à faible teneur en glucides.

## Mise en place du régime

Pour définir la routine alimentaire, d'abord l'individu doit prendre leur poids corporel incliné et la dupliquer par un. Ce sera le nombre total de grammes de protéines qu'ils doivent manger tous les jours. Après ceci, ils obtiendraient ce chiffre, divisé par 4 (ce nombre de calories dans un gramme de protéines) pour obtenir leurs calories globales provenant de protéines. Actuellement, ce qui reste de leur nécessité jour par jour découlera des calories de graisse. L'identification des grammes de sucre ne le sont pas, en particulier parce que la matière, bien sûr, vous l'obtiendrez probablement votre 30-50 grammes pour chaque jour pratiquement en incluant les légumes verts et les glucides qui proviennent de vos sources de matières grasses et de protéines.

Pour comprendre ce nombre de grammes de matières grasses en particulier en fonction des besoins individuels, ils prendraient le montant total des calories qu'il faut pour maintenir leur poids corporel (ordinairement autour de 14-16 calories pour chaque livre de poids corporel). Soustraire leurs calories de protéines à partir de ce nombre, et après faire la division par 9 (nombre de calories par gramme de matière grasse). Cela devrait leur donner le nombre de grammes au total de matières grasses qu'ils ont à manger tous les jours. Divisez ces chiffres par les dîners si nombreux qu'ils souhaitent manger tous les jours pour obtenir le format de clé pour leur régime alimentaire. Aussi, assurez-vous de dévorer beaucoup de légumes verts frais pour le renforcement des cellules et la sécurité vitamine, et vous êtes prêt à commencer.

## Charge en Carb du week-end

Actuellement, cela nous transporte à la période de charge en glucides du week-end et la partie « fun » des gens en général. Vous êtes prêt à manger de grandes quantités de nutriments contenant de l'amidon, de l'avoine, des bagels, des croustilles de riz, de la confiserie, des pâtes et ainsi de suite qui sont toutes les grandes alternatives ici. Puisque vous ne pourrais plus manger tout ce qui contient beaucoup de graisse de toutes les façon, il y a plus de chance que ces amidons vont se transformer dans le muscle à quotients graisse comme ils iront vers l'ouillage de vos magasins de glycogène musculaire.

Beaucoup de gens vont commencer leur teneur en glucides-up le vendredi soir et se terminer avant de se coucher le samedi. Ceci est généralement plus utile car c'est le point où ils sont hors du travail et peuvent se détendre et apprécier la procédure. Le hasard qu'ils ne soient pas trop préoccupés par le malheur et la graisse existe simplement parce qu'ils utilisent ce régime alimentaire comme une approche pour maintenir les niveaux de glucose, ils peuvent probablement manger tout nutriments à base d'amidon qu'ils aiment durant cette période. C'est au hasard qu'ils agonisent pour ramasser rapidement plus haut, tout en exigeant le calcul.

La tentative significative de garder leurs protéines même à un gramme pour chaque livre de poids corporel et après prendre 10-12 grammes d'amidon pour chaque kilogramme de poids corporel. Commencer à faire ces amidons (habituellement la pièce principale de fluide-structure) directement après votre séance d'entraînement va garder le vendredi soir. Ceci est le point où leur corps est prêt à rouler et à balancer l'absorption des amidons, et il vous sera plus utile.

Notez que les gens en général peuvent avoir un peu de gras ici, car il sera difficile de dévorer un grand nombre de la nourriture dont ils ont besoin vraiment de manger sans être permis une (pizza occurrence). Ils font de leur mieux pour garder leur graisse autour des grammes de leur poids corporel en kilogrammes (ainsi la chance que cette personne mesure 80 kg de plus, après avoir mangé près de 80 grammes de matières grasses).

Sur une deuxième note, quelques personnes découvrent qu'ils sautent sur l'occasion de manger un peu de produit biologique à la place des protéines avant leur dernière séance d'entraînement le vendredi soir car cela restaurera leur niveau de glycogène du foie et leur donnera la vitalité qu'ils ont à pousser à travers cette séance d'entraînement. En outre, en remplissant le glycogène du foie, ils vont mettre leur corps dans un état un peu plus anabolisants, de sorte qu'ils ne voient pas beaucoup de ventilation vitalité.

# Comment débuter avec le régime cétogène ?

Lors du démarrage du plan cétogène, certaines conditions doivent être pris en considération. L'un d'eux est que tout le monde peut suivre le plan de régime cétogène. Différentes personnes en fonction de leur âge, la santé et d'autres conditions ont des plans de régime recommandé par les experts. Cependant, les gens qui ne devraient pas suivre le régime alimentaire cétogène sont :

• Les personnes atteintes de maladie de la vésicule biliaire ou sans la vésicule biliaire, car la graisse est plus difficile à traiter ;

• Les personnes qui ont subi une chirurgie bariatrique (réduction du poids / déviation gastrique), car les graisses sont plus difficiles à avaler ;

- Les personnes ayant un problème métabolique individuel qui se mêle avec le système de digestion des graisses typique ;

- Les femmes qui sont enceintes ou qui allaitent, car les nécessités de protéines sont plus élevées ;

- Les enfants, étant donné que les besoins en protéines changent selon l'âge où les enfants qui ne doivent pas prendre ce régime ;

- Les personnes ayant l'insuffisance pancréatique, car les graisses sont plus difficiles à traiter ;

- Les individus susceptibles à des calculs rénaux (peut-être en raison du sel et des changements d'égalisation de liquide) ; et

- Les personnes qui sont minces (IMC de 20 ou moins) parce que la réduction de poids peut se produire et quelques calories supplémentaires de graisse pourraient être nécessaires.

Toutes ces catégories de personnes ne doivent pas commencer ce plan de régime cétogène car il y a divers effets secondaires qu'ils pourraient être vécu en raison d'un régime cétogène. Pour les adultes prenant un régime cétogène, les plus grands enchevêtrements reconnus sont la réduction du poids, le blocage, le risque de fracture osseuse, une augmentation du niveau de la soif, une miction constante, les sautes d'humeur fréquentes et les niveaux élargis de cholestérol et de triglycérides. Les dames pourraient rencontrer également des aménorrhées ou des divers troubles du cycle menstruel. Par conséquent, tous ces facteurs doivent être pris en considération avant de commencer avec un plan de régime cétogène.

# Chapitre 5 - Aliments à appliquer dans un régime cétose

Avant de comprendre le type d'aliments à entreprendre pendant le régime cétogène, il est essentiel qu'une personne doive tenir compte de combien de calories ou de la nourriture qu'il ou elle doit consommer par jour. Avec l'aide du poids corporel idéal, l'IMC ou d'autres calories une personne peut identifier combien de calories il doit prendre tous les jours afin qu'ils puissent atteindre leur poids visé. Il y a eu diverses applications introduites que les gens peuvent installer dans leur téléphone et par ces applications, ils peuvent obtenir leurs informations incluant leur poids actuel, le sexe, l'âge et le poids idéal qu'ils veulent obtenir.

En prenant ces informations, ces applications disent à la personne combien de calories il doit prendre sur une base quotidienne pour atteindre leur poids idéal.

Et à travers ces applications et le poids corporel parfait, les individus ont besoin d'identifier leur proportion régulière de matières grasses, de protéines, de glucides grammes incorrects et une partie de calories pour une meilleure compréhension et à la suite du plan d'alimentation.

Les aliments qui devraient être entreprises durant le régime cétogène comprennent les suivants:

## Graisses et huiles

- Les graisses seront la partie importante de jour en jour pour l'admission des calories lorsque les individus sont sur un régime cétogène, afin que les décisions doivent être prises en tenant compte de leur cadre d'assimilation. Il faut avoir une harmonie entre leur oméga-3 et oméga-6 de, afin de manger des choses comme le saumon sauvage, le poisson, la truite et les crustacés qui peuvent donner une routine alimentaire ajustée d'oméga-3

- Les graisses monoinsaturées et imbibés, par exemple, la margarine, les noix de macadamia, l'avocat, les jaunes d'œufs et l'huile de noix de coco sont autant plus artificiellement stable et moins provocateur à un grand nombre de personnes, et sont favorisés.

- Les aliments qui sont riches en graisses et huiles comprennent l'avocat, le suif de bœuf, le beurre, la graisse de poulet, du lard non hydraté. D'autres aliments comprennent les noix de macadamia, et la mayonnaise est aussi riche en matières grasses, l'huile d'olive, l'huile de coco et le beurre, l'huile de palme rouge et le beurre d'arachide.

- Les graisses et les huiles peuvent être regroupées dans différentes approches diverses pour être ajouter à vos soupers - sauces, ou tout simplement comme garniture de base l'hors d'un peu de viande avec du beurre.

## Protéine

- Mangez de préférence tout ce qui est comme le poisson-chat sauvage, la morue, le saumon ou le vivaneau, la truite et le poisson.

- Fruits de mer : Crustacés, palourdes, homard, crabe, pétoncles, moules et calmars.

- Tout genre d'œufs : Essayez de les acheter à un marché voisin si concevable. Les gens peuvent les mettre en place de diverses manières diverses comme la fricassée, deviled, gondolées, pochés, et mélangé.

- Viande : Hamburger, veau, chèvre, mouton, et tout autre diversion sauvage. L'herbe est favorisée car elle possède un certain nombre de gras insaturés supérieure.

- Porc : longe de porc et le jambon. Méfiez-vous des sucres inclus dans le jambon.

- Volaille : poulet, canard, caille, oiseaux. Ou non clos naturel qui est une décision optimale.

- Bacon et Wiener : cochez quoi que ce soit guéri en sucre, ou sur la chance ce qu'elle contient des charges.

- Diffusion Nutty : Optez pour la propagation typique de noisette ; toutefois faire preuve de prudence car ils ont un nombre élevé d'acides gras oméga-6 et de féculents. Essayez de sélectionner la margarine de noix de macadamia sur la chance ce qu'ils peuvent.

## Des légumes

Les légumes sont considérés comme sains. Par conséquent, les gens sur régime cétogène sont plus encouragés à augmenter leur consommation de légumes qui sont prises à partir du sol et sont verts.

## Noix et graines

- Les noix et les graines sont meilleurs quand ils sont mijotés pour évacuer tout hostile aux suppléments. Essayez de maintenir une distance critique par rapport aux arachides si possible, car ce sont les légumes qui ne sont pas autorisés à titre exceptionnel sur la liste de nourriture du régime cétogène.

- Macadamia, les noix et les amandes sont l'un des meilleurs pour autant que vos glucides comprennent et peuvent être consommés en petites quantités.

- La noix de cajou et les pistaches sont plus élevés en glucides, donc assurez-vous de délibérément les mesurer. Les noix sont riches en oméga-6 graisses insaturées, alors essayez d'être prudent avec la surutilisation. Les farines de noix et de graines, par exemple, la farine d'amande et les graines de lin traitées sont extraordinaires pour remplacer la farine normale. Cela implique que la préparation devrait être possible avec une certaine retenue.

Le tableau suivant explique correctement la nourriture qu'une personne qui entreprend un régime cétogène doit tenir compte dans son régime alimentaire pour réduire son poids à court terme.

## Les boissons

Les boissons qu'il faut inclure dans leur plan d'alimentation sont l'eau, le thé, le café et les spiritueux. Les boissons comme l'eau doivent souvent être consommés alors que la consommation du thé et de café devrait être fait modérément et pour les spiritueux et les vins, leur consommation devrait être de temps en temps ou rarement, mais pas très souvent. L'eau est essentielle car beaucoup de gens sont confrontés au problème de déshydratation. Par conséquent, boire six à huit verres d'eau est recommandé.

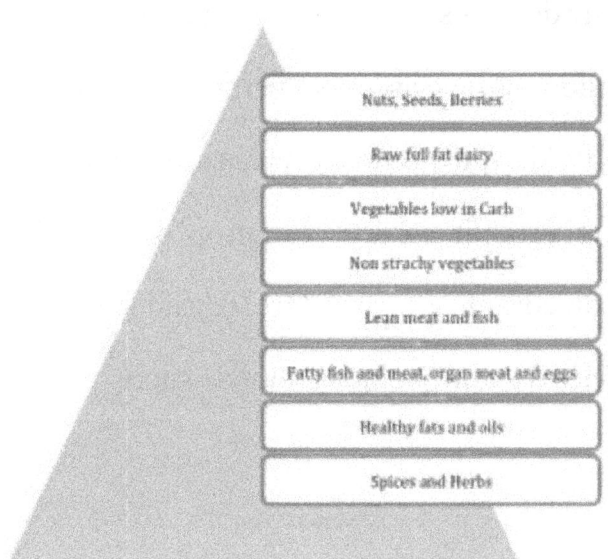

# Édulcorants

Éviter tout sucre est, en gros, est de meilleur mise - il contrôle tout aspirations à un niveau minimum, qui avance la réalisation dans le régime cétogène. Cependant, au hasard si vous avez besoin d'avoir quelque chose de doux, choisir un édulcorant artificiel. Essayez de suivre les édulcorants liquides car ils ne sont pas recouverts de housses inclus, par exemple, la maltodextrine et dextrose sont de bons glucides. Stevia, qui est une structure liquide est favorisée en Sucralose, et est une composition de fluide qui prend en charge, l'érythritol, le xylitol, le frère Produit naturel, du sirop d'agave. Tous ces types d'édulcorants doivent être considérés pour réduire les envies d'avoir quelque chose de sucré.

# Chapitre 6 - Erreurs et astuces pour un régime cétogène

Il y a plusieurs erreurs communes que les individus commettent tout en pratiquant le régime cétogène et beaucoup d'entre eux sont présentés ci-dessous.

## Augmenter l'apport en protéines

Beaucoup de gens élève leur niveau de protéines parce que la protéine est quelque chose qui pourrait augmenter le niveau de glucose aussi. De plus, l'alimentation cétogène est destinée à contrôler le niveau de glucose si plus de protéines est ajouté à la routine, cela signifierait plus de glucose. En d'autres termes, l'objectif ne sera pas possible à atteindre.

## Ne pas manger assez gras

Nous avons été adaptés pour tenir à l'écart des graisses, et il n'est pas bien à dévorer plus. Le sucre et les grains peuvent amener le glucose à augmenter ce qui provoque le corps à stocker la graisse. Manger gras permet à votre corps de s'engraisser et obtenir sa combustion à une pente lente. Les glucides permettent à votre corps baisse de flamber ce qui reste, et qui est gras.

## Ne pas manger assez de sodium dans ce régime alimentaire

Un régime cétogène faible teneur en glucides emmene le corps à décharger du sodium dans le corps. Il est l'une des raisons pour lesquels un homme perd 5+ lbs pendant la première semaine ; c'est l'eau qui est en au premier la plupart du poids. Il est en outre la raison pour laquelle quelques individus se sentent désespérés les deux premiers jours dû à la migraine, la maladie, la fatigue et les effets secondaires patraque.

Manger des stocks de sel et ajouter du sel à votre nourriture aide vos effets secondaires à disparaitre plus rapidement. Lorsque vous changez vous commencez à vous sentir bien dans ce régime alimentaire pendant que votre corps se modifie.

## Exercices à appliquer pendant votre alimentation

Des exercices spécifiques sont recommandés pendant le régime alimentaire cétogène. Une personne doit entreprendre comme l'exercice la callisthénie qui ne comporte pas de machines ou d'instruments tout ce qu'il exige ce sont des mouvements humains, comme par exemple, des tractions, des tractions inclinaison, des tractions, squats, de la jambe droite deadlift, des abdominaux, etc.

# Chapitre 7 - Recettes cétogène

## Casse-croûte

Pour les collations, il est recommandé des smoothies, comme du lait crémeux au chocolat, qui inclurait le lait d'amande sans sucre, un paquet d'édulcorant artificiel, de la crème, de la poudre de chocolat et glace pilée. Tous ces ingrédients doivent être mélangés puis servis.

## Boissons

- L'eau : vous devez boire au moins un gallon d'eau par jour. Tant que cette condition est remplie, alors d'autres choses restent un jeu équitable.

- Régime alimentaire soude : maintenant, vous devez être prudent, l'édulcorant artificiel peut vous chasser du cétose. Il faut limiter à un par jour.

- Crème régime de soda + 2 cuillères

- Lait d'amande

- Thé vert

- Thé noir

- Eau : oui, j'en mentionne à nouveau. (C'est si important).

# Boisson de beurre d'arachide et de cacao protéinés

## Ingrédients

- 2 tasses de lait d'amande
- 4/5 cubes de glace
- 1 cuillère de protéine de petit-lait à la vanille
- 2 cuillerées à soupe de beurre d'arachide
- 1 cuillère à soupe de cacao de cuisson

## Instructions

Bien mélanger et vous obtenez maintenant un délicieux shake au beurre d'arachide à la vanille et au chocolat, riche en protéines et en matières grasses, avec seulement les glucides de 10g ! Cette recette est très modifiable, ressortez le PB et abaisser le total de glucides.

## Déjeuner

Pour le petit déjeuner, il est recommandé que les fruits à faible teneur en glucides doivent être pris le matin. Dans cette recette, tous les fruits contenant une faible teneur en glucides doivent être inclus ensemble et si nécessaire la crème doit y être ajouté. Les fruits peuvent inclure des fraises, des framboises, des pêches, des premières d'avocat, d'abricot, etc.

## Petit déjeuner Repas # 1 - Gaufres cannelle protéinée

**Ingrédients**

**Pour les Gaufres :**

- 1/2 tasse (62 g) de farine de blé entier
- 2/3 cuillère (22 g) de poudre de combat à la cannelle MusclePharm
- 1 cuillère à café d'érythritol cristallisé

- 1/2 cuillère à café de cannelle
- 1/4 cuillère à café de levure chimique
- 1/4 tasse + 2 cuillères à café de lait d'amande non sucré
- 1 œuf tout gros
- 1/4 tasse de citrouille en conserve, pas la garniture de tarte (voir les notes ci-dessous pour les sous-marins)
- 1/2 cuillère à café d'extrait de vanille
- **Pour la crème glaçage au fromage :**
- 1/4 plaine tasse de yogourt sans gras grec
- 2 cuillères à café de fromage à la crème de graisse réduite
- 1 cuillère à café granulé de Stevia ou l'érythritol

**Instructions**

1. Préchauffer le gaufrier à feu moyen dans le four. Mélangez tous les ingrédients ensemble. La farine, la

poudre de protéine, la poudre à pâte et la cannelle dans le bol.

2. Dans un autre bol, mélanger les œufs, le lait d'amande, et l'extrait de vanille.

3. Ajouter les ingrédients humides à sécher et mélanger doucement jusqu'à obtenir une consistance homogène. Vaporisez le fer avec un aérosol de cuisson.

4. Verser la pâte dans le gaufrier pour faire trois gaufres séparées. Faire cuire pendant quelques minutes jusqu'à ce que les couleurs deviennent dorées.

5. Mélanger le fromage à la crème, le yaourt et le Stevia ensemble. Verser le glaçage dans un sac en plastique. Prenez une paire de ciseaux ou d'un couteau et couper la partie d'extrémité et pomper le glaçage sur vos gaufres.

6. Soupoudrer de cannelle et de bon appétit !

# Petit déjeuner Repas # 2 - Crêpes cétogène de faible teneur en glucides :

**Ingrédients**

- 5 gros œufs (version céto : 2 œufs entiers + 8 jaunes)
- 50 grammes de noix de coco râpée, farine au sol
- 50 grammes de noisettes, la farine au sol
- Utilisez un petit morceau de beurre ou d'huile de noix de coco pour la friture
- 1 cuillerée à soupe de mélange d'épices

**Instructions**

1. Broyer la noix de coco et les noisetiers hachées (utilisez un moulin à café).
2. Mélangez-les dans un bol avec le mélange d'épices.
3. Battre les œufs dans un autre bol.

4. Battre les noix à terre jusqu'à ce qu'ils fassent une pâte avec une consistance lisse.

5. Faire fondre le beurre ou noix de l'huile de coco dans une poêle chaude puis versez dans environ 1/4 de la pâte pour recouvrir la base finement.

6. Tourner une fois avec une large spatule.

7. Placer sur une plaque dans un four chaud pendant que vous faites cuire les autres.

8. Servir avec de la crème fouettée, ou tout dépend de votre version de cette recette maintenant polyvalente.

# Petit déjeuner Repas # 3 - Muffins Lin au Micro-ondes :

**Ingrédients**

- 1 œuf
- 1 touche de crème fleurette
- 1 à 2 cuillères à café d'édulcorant de votre choix
- 1 pincée de sel
- 1 cuillère à café d'extrait de vanille
- 4 cuillères à café de farine de lin broyées
- (Parfois, ajouter 1 cuillère à café de poudre de cacao non sucré pour rendre le goût comme un brownie)

**Instructions**

1. Mélangez dans un bol au micro-ondes pendant 1 à 1 minutes et demi.

2. Si elle est trop sèche, posez une motte de beurre sur le dessus du muffin déjà cuits et le laisser fondre dedans.

# Plat principal

## # 1 - Pizza à faible teneur en glucides :

### Ingrédients

Pour le plat principal, une pizza à faible teneur en glucides est recommandée. Une pizza à faible teneur en glucides contient de l'huile d'olive, une grande tête de chou-fleur naturel, garni et clivée en petits morceaux, émincé d'oignon blanc, la margarine, de l'eau, des œufs détruits cheddar mozzarella, les graines de fenouil, de l'arôme italien, du parmesan, style maison sauce à pizza (c'est la plus réduite en glucides), et de la saucisse à l'italienne (vérifier le numéro de glucides, il doit être inférieur à 1 pour chaque once)

### Instructions

1. Préchauffer la poêle à 450F. Mettre de l'huile sur une feuille 17 x 11 et traiter avec de l'huile d'olive.

2. Dans une poêle avec une couverture importante, liquéfier la propagation qui comprend l'oignon et le chou-

fleur. Sautez les légumes à feu moyen jusqu'à ce que la chaleur du chou-fleur soit confinant.

3. Inclure de l'eau. Couvrir la vapeur jusqu'à ce que le chou-fleur soit tout à fait délicate. Expulser la chaleur, à l'aide d'un plat en verre ou d'argile refroidi.

4. Pendant que le chou-fleur se refroidi, ajoutez de la saucisse italienne dans la poêle et faire cuire jusqu'à ce que ce soit cuit, en le séparant en petits morceaux avec une spatule. Expulser la francfort de la poêle et le canal sur des serviettes en papier pour déraciner la graisse surabondante. Mettez de côté pour refroidir.

5. Lorsque le chou-fleur a refroidi, allouer trois conteneurs et repérer dans un processeur de nourriture. Processus pour lisser la cohérence. Gratter le chou-fleur en purée dans une boîte de mélange. Inclure les œufs, le cheddar, la mozzarella hachée, les saveurs et le cheddar parmesan au chou-fleur. Bien mélanger. En utilisant une spatule, étaler le mélange de chou-fleur sur la feuille de

traitement graissés. Tenter de le diffuser avec l'objectif qu'il ait une épaisseur uniforme partout.

6. Préparation de la couche extérieure à 450F pendant environ 20 minutes, ou jusqu'à ce que la surface semble cuite et sa châtaigne autour des bords.

7. Alors que la couverture de la pizza à faible teneur en glucides est au chauffage, cliver la saucisse cuite dans de meilleurs morceaux (vous pouvez simplement tourner dans le processeur de subsistance pendant quelques secondes).

8. Verser le récipient de sauce ragoût dans un petit pot, et inclure le hot-dog italien piraté. Couvrir et transmettre à un ragoût modéré à feu moyen.

9. Au moment où la coque est faite, sortez de la poêle, et mettez le réglage des poulets de chair à saisir. Le porte-poêle doit être d'environ 4 pouces du gril.

10. Versez la sauce et le hotdog mélangé sur le point culminant de la coque, et répandre avec une spatule. (Ce sera un revêtement délicat).

11. Étalez la couverture de la sauce uniformément avec le mélange du cheddar italien.

12. Mettez la pizza à faible teneur en glucides dans la poêle et cuire jusqu'à ce que des masses fondues de cheddar et commence à émettre des poche d'air et de cacao.

13. Expulser de la poêle, coupé en 12 coupes avec un couteau à pizza.

14. Servir et déguster !

# # 2 - Omelette de poulet à la Californie :

**Ingrédients**

- 2 œufs
- 2 tranches de bacon
- 1 once de charcuterie de poulet coupé
- 1/4 avocat
- 1 tomate Campari
- 1 cuillère à soupe de mayonnaise
- 1 cuillère à café de moutarde

**Instructions**

1. Cassez 2 œufs dans un bol, puis les ajouter à une poêle chaude. Tirez les côtés des œufs vers le centre pour cuire l'omelette un peu plus vite.

2. Assaisonnez avec du sel et du poivre.

3. Une fois que vos œufs sont bien cuits (environ 5 minutes), ajoutez le poulet, le bacon, l'avocat et les

tomates. Vous pouvez également ajouter une cuillère à soupe de mayonnaise et un peu de moutarde.

4. Plier l'omelette sur elle-même et les recouvrir d'un couvercle. Faire cuire pendant 5 minutes supplémentaires.

5. Une fois que les œufs sont cuits et tout est chaud à l'intérieur, vous êtes prêt à manger. Prenez du plaisir !

## # 3 – Salade d'avocats aux œufs :

**Ingrédients**

- 4 gros œufs, libre parcours ou organique
- 1 gros avocat
- 4 tasses de laitue mixte comme la laitue d'agneau, roquette, etc.
- ½ tasse de crème fraîche ou de yaourt à matière grasse (115 g / 4,1 onces) ou ¼ coupe de Mayonnaise
- 2 gousses d'ail écrasées
- 1 tomate
- 2 cuillères à café de moutarde de Dijon
- Sel et poivre pour le goût
- Facultatif : ciboulette, herbes fraîches et de l'huile d'olive extra vierge pour la garniture.

**Instructions**

1. Commencez par faire cuire les œufs. Remplir une petite casserole avec de l'eau jusqu'à trois quarts.

Attendez jusqu'à ce que les œufs commencent à bouillir. À l'aide d'une cuillère ou à la main, tremper chaque œuf dans et hors de l'eau bouillante. Attendez environ 10 minutes avant de les faire bouillir. Lorsque vous avez terminé, retirez du feu et placer les œufs dans un bol d'eau froide. Quand les œufs seront refroidis, retirez les coquilles. Vous pouvez faire la vinaigrette en mélangeant la crème fraîche, l'ail écrasé et la moutarde. Vous pouvez également ajouter le sel et le poivre pour le goût supplémentaire.

2. Laver et égoutter les légumes verts dans une essoreuse à salade ou tout simplement par séchage par tas avec une serviette en papier. Placer les légumes dans un bol et mélanger tous les ingrédients avec de la vinaigrette. Couper en deux, épépiner, peler et trancher l'avocat et la placer au-dessus des légumes verts.

3. Ajoutez les œufs et coupées en quartiers, vous pouvez également l'assaisonner avec plus de sel et de poivre à votre goût.

# Mot de fin

Merci encore d'avoir acheté ce livre !

J'espère vraiment que ce livre sera en mesure de vous aider.

La prochaine étape est de **<u>vous joindre à notre bulletin électronique</u>** pour recevoir des mises à jour sur les nouvelles versions des livres ou des promotions à venir. Vous pouvez vous inscrire gratuitement et en prime, vous recevrez également notre livre « 7 erreurs de remise en forme, que vous ne savez pas que vous faites » Ce livre bonus est composé de beaucoup d'erreurs de conditionnement physique les plus courantes et permet de beaucoup démystifier sur la complexité et la science de la remise en forme. Avoir toutes ces connaissances sur la remise en forme et la science organisée dans un livre étape par étape est une action qui va vous aider à démarrer dans la bonne direction dans votre voyage de remise en forme ! Pour vous joindre à notre bulletin électronique gratuit et prendre votre livre gratuitement, s'il vous plaît visitez le lien et faites votre inscription sure : **www.hmwpublishing.com/gift**

Enfin, si vous avez aimé ce livre, je voudrais vous demander une faveur, seriez-vous assez aimable pour laisser un commentaire pour ce livre ? Ce serait vivement apprécié !

Merci et bonne chance dans votre voyage !

# A propos du co-auteur

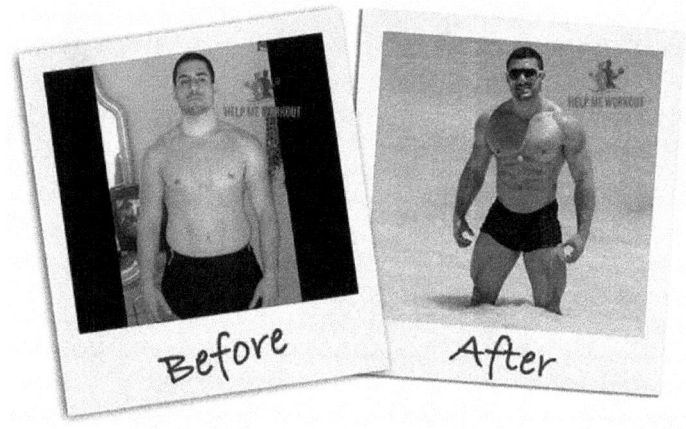

Mon nom est George Kaplo; Je suis un coach personnel certifié de Montréal au Canada. Je vais commencer par dire que je ne suis pas le plus grand gars que vous aurez rencontré et cela n'a jamais vraiment été mon objectif. En fait, j'ai commencé à travailler pour surmonter ma plus grande insécurité lorsque j'étais plus jeune, qui était ma confiance en soi. Cela était dû à ma taille mesurant seulement 5 pieds 5 pouces (168cm), il m'a poussé vers le bas pour tenter quoi que ce soit que je voulais réaliser dans la vie. Vous pouvez passer par ce genre de défis en ce moment, ou vous pouvez tout simplement vouloir vous remettre en forme, et je peux certainement vous raconter.

Pour moi personnellement, je me suis toujours un peu intéressé au monde de la santé et de la remise en forme et je voulais gagner un peu de muscle en raison des nombreuses brimades que j'ai vécu pendant mon adolescence à propos de ma taille et mon corps en surpoids. Je me suis dit que je ne pouvais rien faire de ma taille, mais que je peux faire quelque chose à propos de ce à quoi mon corps ressemblait. Ce fut le début de mon voyage de transformation. Je ne savais pas où commencer, mais je me suis lancé. Je me sentais inquiet et parfois j'avais peur que d'autres personnes se moque de moi que je faisais les exercices dans le mauvais sens. J'ai toujours souhaité avoir un ami qui soit à côté de moi et qui soit assez bien informé pour m'aider à démarrer et « me montrer le chemin. »

Après beaucoup de travail, d'études et d'innombrables essais et erreurs, certaines personnes ont commencé à remarquer que je devenais de plus en plus en forme et comment je commençais à former un vif intérêt pour le sujet. Cela a conduit beaucoup d'amis et de nouveaux visages à venir me voir et me demander des conseils de remise en forme. Au début, ça semblait étrange quand les gens me demandaient de les aider à se remettre en forme. Mais ce qui ma pousser à me surpasser c'est lorsqu'ils ont commencé à voir des changements dans leur propre corps et m'ont dit que c'était la première fois qu'ils ont vu des résultats concrets ! A partir de là, plus de gens ont continué à venir vers moi, et il m'ont fait prendre conscience après avoir lu tant et étudier dans ce domaine qu'ils m'ont aidé, et m'ont aussi permis d'aider les autres. Je suis maintenant un coach personnel entièrement certifié et j'ai formé de nombreux clients jusqu'à ce jour qui ont obtenu des résultats étonnants.

Aujourd'hui, mon frère Alex Kaplo (également un coach personnel certifié) et moi possédons et exploitons cette entreprise d'édition, où nous apportons des auteurs passionnés et experts à écrire sur des sujets de santé et de remise en forme. Nous organisons également un site de remise en forme en ligne « HelpMeWorkout.com » et j'aimerais me connecter avec en vous invitant à visiter le site Web à la page suivante et en vous inscrivant à notre newsletter e-mail (voir même obtenir un livre gratuit).

Enfin, si vous êtes dans la position que j'étais une fois et que vous voulez quelques conseils, n'hésitez pas à demander ... Je serai là pour vous aider !

Votre ami et coach,

George Kaplo
Coach personnel certifié

# Télécharger un autre livre gratuitement

Je tiens à vous remercier d'avoir acheté ce livre et je vous offre un autre livre (tout aussi long et précieux que celui-ci), « Erreurs de santé et de remise en forme que Vous ne savez pas que vous faites », totalement gratuit.

Visitez le lien ci-dessous pour vous inscrire et le recevoir : **www.hmwpublishing.com/gift**

Dans ce livre, je briserai les erreurs de santé et de remise en forme les plus courantes, que vous êtes probablement en train de commettre en ce moment, et je vais vous révéler comment vous pouvez facilement obtenir la meilleure forme de votre vie !

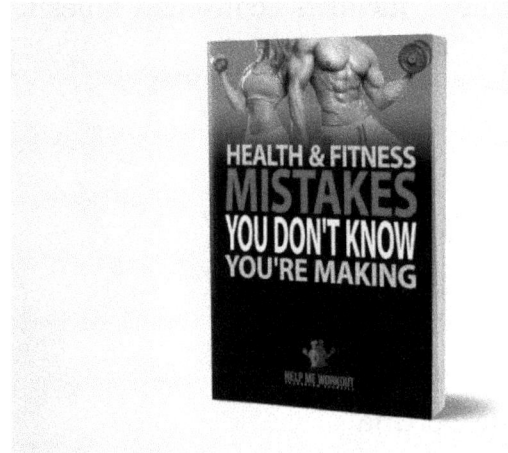

En plus de ce précieux cadeau, vous aurez aussi l'occasion d'obtenir nos nouveaux livres gratuitement, gagner des cadeaux, et recevoir des d'autres précieux e-mails de moi. Encore une fois, visitez le lien pour vous inscrire : **www.hmwpublishing.com/gift**

Droit d'auteur 2017 par HPM Publishing - Tous droits réservés.

Ce document publié par HPM Publishing et appartenant à la société A & G Direct Inc, vise à fournir des informations exacte et fiable en ce qui concerne le sujet et le couvert émis. La publication est vendue avec l'idée que l'éditeur n'est pas tenu de rendre la comptabilité, officiellement autorisé, ou non, des services qualifiés. Si des conseils sont nécessaires, juridique ou professionnel, une personne experte dans la profession doit être consulté.

A partir d'une déclaration de principes qui a été acceptée et approuvée légalement par un comité de l'Association du Barreau américain et un Comité des éditeurs et des associations.

En aucun cas, est-il légal de reproduire, dupliquer ou transmettre une partie de ce document soit par des moyens électroniques ni en format imprimé. L'enregistrement de cette publication est strictement interdit, et tout stockage de ce document n'est pas autorisé, sauf avec permission écrite de l'éditeur. Tous les droits sont réservés.

L'information fournie est indiquée pour être honnête et cohérente, que toute responsabilité, en termes de manque d'attention ou autrement, par toute utilisation ou abus de toute politique, des processus ou des directions contenues dans ce livre engage la responsabilité solitaire et totale du lecteur destinataire. En aucun cas, aucune responsabilité légale ou de blâme n'aura lieu contre l'éditeur pour une réparation, des dommages ou des pertes financières en raison des informations présentes, que ce soit directement ou indirectement.

Les informations sont présentées ici à titre d'information uniquement, et est ainsi universel. La présentation de l'information est sans contrat ou tout autre type d'assurance de garantie.

Les marques de commerce utilisées sont sans consentement, et la publication de la marque est sans autorisation ou soutien par le propriétaire de la marque. Toutes les marques dans ce livre sont pour clarifier et sont la propriété des propriétaires eux-mêmes, non affiliés à ce document.

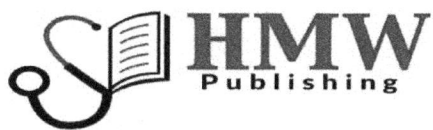

Pour des livres plus grands visitez :

HMWPublishing.com

www.ingramcontent.com/pod-product-compliance
Lightning Source LLC
Chambersburg PA
CBHW071122030426
42336CB00013BA/2163